Astros.

Rapport
Au Conseil de
Salubrité.

M. 1851

T⁴⁹
9 c

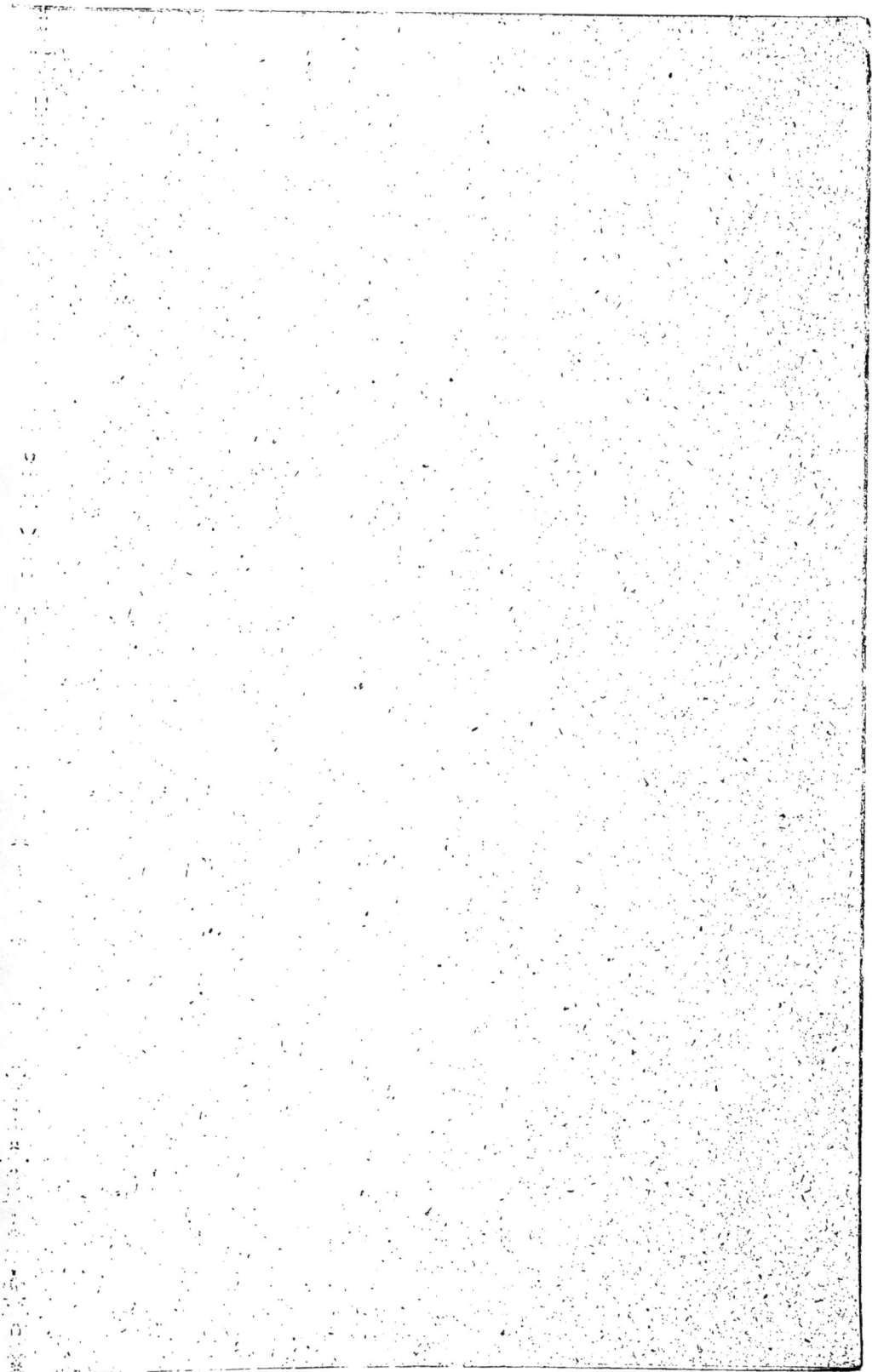

$Tc\ ^{49}_{9}$

DÉPARTEMENT DES BOUCHES-DU-RHONE.

CONSEIL D'HYGIÈNE ET DE SALUBRITÉ.

RAPPORT

FAIT AU CONSEIL DE SALUBRITÉ,

Par le Docteur d'ASTROS,

Sur les mesures d'Hygiène et de Salubrité Publiques à prendre dans le cas d'une Invasion de Choléra à Marseille.

Le 16 Août 1849.

MARSEILLE,

TYPOGRAPHIE BARLATIER-FEISSAT ET DEMONCHY,

RUE CANEBIÈRE, 19.

—

1851.

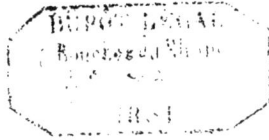

RAPPORT

FAIT AU CONSEIL DE SALUBRITÉ,

Par le Docteur d'ASTROS,

Sur les mesures d'Hygiène et de Salubrité Publiques à prendre dans le cas d'une Invasion de Choléra à Marseille.

Le 16 Août 1849.

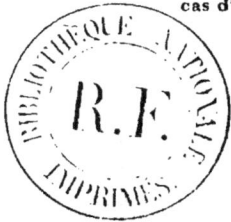

MESSIEURS,

Dans notre dernière séance (séance du 10 août 1849) vous avez acquis la triste conviction que notre cité se trouvait encore sous l'influence du terrible fléau , qui vient une seconde fois de désoler Paris ; les renseignements fournis par quelques-uns de mes honorables confrères qui ont vu plusieurs cholériques et leur ont prodigué leurs soins, ne laissent aucun doute à cet égard. Dans votre sagesse vous avez décidé, pour ne pas être pris au dépourvu, qu'il était nécessaire et urgent d'engager l'Autorité à prendre des mesures promptes et efficaces. M. le Préfet qui nous présidait nous divisa immédiatement en trois Commissions, en nous engageant vivement à lui présenter à la séance de ce jour, 16 août, le résultat de notre travail.

La première Commission avait à tracer d'une manière simple, concise et nette , les règles particulières d'hygiène privée.

La 2ᵐᵉ Commission (1) dont je fais partie et qui m'a nommé

(1) La Commission était composée de MM. Daniel, Bouquet, Plauche, Aubin, et d'Astros, *rapporteur*.

1831

son rapporteur, doit vous exposer aujourd'hui, d'une manière large mais précise, les règles générales d'hygiène et de salubrité publiques ; leur stricte observation est impérieusement commandée par les circonstances graves où nous nous trouvons.

Depuis notre dernière séance, il y a eu pendant 2 jours, une sorte de temps d'arrêt dans les progrès du mal ; mais dans la nuit de mardi à mercredi 14 août, trois cas nouveaux sont entrés à l'Hôtel-Dieu : l'un entr'autres placé dans le service de M. le docteur Süe, dont je suis assidûment la visite, présentait tous les caractères du choléra le plus grave ; le malade a succombé en effet, 4 heures après la visite du matin ; le second cholérique a expiré hier au soir mercredi, 15 ; et le troisième, apporté dans la matinée du mardi, avait cessé de vivre dans le trajet de sa mansarde à l'Hôtel-Dieu ; hier soir enfin, un quatrième cas a été admis ; l'état de ce dernier malade paraît moins grave, et semble promettre une plus heureuse issue. Tout nous fait donc redouter un accroissement dans l'intensité de la maladie, qui semble suivre la même marche que dans l'invasion de décembre 1834 ; à cette époque, en effet, quelques cas de choléra asiatique se manifestèrent ; le mal sévit si peu dans le mois de décembre, qui compta à peine 17 décès, que l'on fût autorisé à regarder comme imprudemment avancée l'assertion qui annonçait à la ville l'arrivée de l'épidémie.

Cependant le mois de janvier s'ouvrit sous de sinistres auspices ; le choléra choisit alors quelques victimes dans les classes élevées, l'alarme dès lors se répandit dans Marseille, et cependant vers la fin de janvier et les quinze premiers jours de février, la santé publique parut être revenue à son état ordinaire, on se crut délivré ; mais le fléau qui paraissait s'être assoupi, pénétra bientôt dans les quartiers pauvres ; les cas se multiplièrent, le chiffre de la veille était dépassé par celui du lendemain, et le mal devint à son comble ; dernièrement encore, dans cette cruelle invasion qui vient de consterner Paris, n'a-t-on pas vu l'épidémie rester stationnaire pendant tout le mois de mars et une partie d'avril ? Ne lisions-nous pas tous les jours dans la Gazette des

Hôpitaux, que le choléra ne faisait que peu de victimes, que les cas étaient isolés, qu'il n'y avait aucun motif pour redouter une invasion sérieuse ? Et cependant l'épidémie s'est accrue peu à peu, et dans les mois de mai et juin, la population frappée dans toutes les classes, s'est vue cruellement décimée.

A Dieu ne plaise que je veuille jeter l'alarme, en rapprochant ces tristes époques de celles où nous nous trouvons ; les considérations sages qu'a présentées, dans la dernière séance, notre honorable vice-président, peuvent nous donner l'espoir de voir le fléau s'éteindre à sa naissance ; mais, il faut le dire, nous pouvons aussi nous trouver en face d'un danger imminent, nous sommes ici en quelque sorte en comité secret, rien ne doit transpirer au dehors. Hommes de courage et de cœur, comme l'a fort bien dit l'un de nous, nous devons nous tenir sur nos gardes, prévoir le péril et employer dès maintenant, avec sagesse et sans exagération, toutes les mesures prudentes que réclament les circonstances.

C'est dans ce but que votre Commission, malgré l'importance, la longueur de la tâche qui lui était imposée et le court délai qui lui était imposé, a poussé activement ses travaux et vient vous présenter aujourd'hui, dans un rapport bien imparfait, bien incomplet sans doute, un résumé des mesures d'hygiène et de salubrité publiques qu'il y aurait à prendre, et que la situation exige impérieusement.

Le choléra dans sa marche rapide trompe souvent toutes les prévisions ; les conditions qui favorisent son développement ont bien déjoué les calculs de la science ; cependant les agglomérations, les encombrements d'habitants, ont eu dans tous les temps, le triste privilége de prédisposer les masses à l'inflence épidémique. Le fléau, en effet, marche avec les armées, décime les caravanes, affectionne les capitales des empires, et saute d'une grande ville dans une grande ville ; c'est ainsi qu'on l'a vu de Londres s'élancer à Paris, de Paris dans le midi de la France, épargnant d'abord le peuple des campagnes et les villes peu importantes ; ce n'est que plus tard, qu'il les prend ensuite pour point de départ de ses ramifications sans nombre.

Enfin si nous considérons sa marche, ses progrès dans une ville en particulier, nous le verrons souvent faire mentir bien des oracles ; vous l'avez vu frapper cruellement la demeure du riche et épargner quelquefois le triste réduit du pauvre ; il suit, dit-on, le cours des fleuves, et plusieurs fois, cette année même encore. Lyon enserrée dans ses deux rivières, a échappé au fléau que semblaient appeler ses rues étroites, humides, obscures, et l'innombrable population ouvrière que désole une misère profonde. Toutefois, il faut le dire, c'est là l'exception ; le plus souvent il envahit les habitations situées dans les lieux bas et malsains, les rues sales, étroites, tortueuses, demeure ordinaire du pauvre ; aussi est-ce sur ces quartiers si malheureux à tous égards, que votre Commission m'a chargé d'appeler toute votre sollicitude.

Dans le premier rapport qui vient de vous être lu, on donne des conseils à tous, « mais qui pourra surtout les suivre, dit un observateur judicieux (1), qui pourra surtout les mettre véritablement à profit, sinon les classes fortunées qu'entoure tout le confort de la vie ? C'est donc bien vainement qu'en temps d'épidémie, on recommande aux malheureux ouvriers de se nourrir de bons aliments, d'habiter des quartiers salubres, de se loger dans des maisons commodes et bien aérées, de ne pas s'exposer aux intempéries atmosphériques ; il n'est pas au pouvoir du pauvre d'écouter ces salutaires avis ; de plus, quand malgré toutes les prévisions, l'épidémie vient frapper les quartiers placés dans les meilleures conditions hygiéniques et qu'habite le riche, celui-ci peut encore se soustraire au fléau par la fuite ; mais l'ouvrier, le peuple pauvre est loin de jouir des avantages de la classe aisée, il gagne à peine de quoi subvenir aux premiers besoins de la vie, il se trouve forcément exposé à toutes les véritables causes, qui provoquent le développement du choléra ; l'émigration même du riche, en suspendant ses travaux habituels, rend encore plus imminente pour lui l'influence de l'épidémie. »

Mais on peut le prémunir contre le danger des excès qu'il

(1) Süe, *Relation de l'épidémie de Choléra de* 1835.

pourra éviter et le mettre à même de réclamer, au plus tôt possible, l'assistance des gens de l'art dès les premières atteintes du mal.

Sans doute il n'est pas donné à l'Administration de changer la nature des lieux, de faire disparaître toutes les causes prédisposantes en remédiant à toutes les conséquences de la misère ; mais elle peut, par des mesures intelligentes et sages, diminuer la triste préférence que le choléra, comme toutes les maladies épidémiques, montrent pour les classes indigentes, agglomérées dans des quartiers peu salubres ; c'est là ce qu'attend le pauvre, il doit avoir en vous, Messieurs, une seconde Providence qui subvienne à sa subsistance si elle venait à manquer, qui améliore et augmente sa nourriture, si elle est mauvaise ou insuffisante, qui assainisse son habitation, ses rues et les lieux publics qu'il fréquente s'ils sont insalubres.

AINSI DONC :

1° Assainissement de la voie publique.

2° Assainissement des habitations privées et des lieux publics.

3° Surveillance des substances alimentaires et des boissons.

Tels sont, Messieurs, les trois points sur lesquels je dois appeler votre attention et que nous allons développer ; dans un premier Chapitre, nous nous occuperons des *moyens préventifs*.

Dans un second chapitre, des *moyens curatifs* ou mesures à prendre dans le cas d'une invasion sérieuse de la maladie ; nous terminerons par quelques réflexions sur les inhumations.

CHAPITRE 1er.

Moyens préventifs.

ARTICLE PREMIER.

Assainissement de la Voie Publique.

Dans un premier paragraphe, j'aurai à vous entretenir de l'assainissement des Rues proprement dites.

Dans un second, de l'assainissement des Halles et Marchés.

§ 1er Assainissement des Rues.

Votre Commission n'ignore pas qu'il existe une foule d'arrêtés de police, concernant la propreté des Rues, que ces arrêtés doivent être mis à exécution, tantôt par le particulier lui-même, tantôt par des employés de la police sanitaire; mais elle n'ignore par non plus que quelqu'obligatoires que soient ces arrêtés, quelque intérêt qu'ait le citoyen à les remplir, ils sont souvent négligés, et finissent même par être entièrement oubliés. Aussi a-t-elle jugé convenable, dans les circonstances actuelles, d'appeler toute l'attention de l'autorité là dessus et de l'engager à veiller très-sévèrement à leur exécution.

Et d'abord, quant aux obligations qui regardent les citoyens eux-mêmes, elle devra les obliger à ce qu'ils balayent et arrosent, dans le temps des chaleurs, au moins deux fois le jour, le devant de leur habitation, à ce qu'ils nettoyoient les ruisseaux dans la partie qui fait face à leur maison; ils devront arroser, autant que possible avec de l'eau propre et limpide, et ne se serviront pas de celle du ruisseau, qui, souvent bourbeuse et fétide, donnerait lieu à des exhalaisons malsaines.

Elle devra rigoureusement interdire aux saleurs de jeter et de laisser croupir dans les ruisseaux, les dépouilles du poisson qu'ils emploient à leur fabrication, et les eaux infectes qui en proviennent.

Elle interdira aussi aux exploitants de manufactures et fabriques, tels que tanneurs, savonniers, etc., de verser le résidu de leur fabrication sur la voie publique, et leur enjoindra de faire opérer le transport de ces résidus aux lieux désignés à cet effet.

A ce propos, votre Commission a émis le vœu que le transport des résidus des savonneries, en particulier, ne fût pas opéré au milieu du jour, mais bien le matin de bonne heure, ou vers le soir lorsque la forte chaleur serait tombée; que ce transport ne s'effectuât pas à travers les quartiers les plus populeux du centre de la ville, et que les charrettes fussent moins chargées qu'elles ne le sont ordinairement, le moindre cahot faisant tomber sur la voie publique, et sur tout le trajet de ces tombereaux, une partie de ces résidus malsains.

Pendant le temps de l'épidémie, l'Autorité devra autoriser les particuliers à allumer, à l'entrée de la nuit et à une heure déterminée pour que l'effet en soit plus général, des arbustes, broussailles ou plantes aromatiques, dans les rues ou places publiques; il sera bon de multiplier cette opération autant qu'il se pourra; on l'interdira seulement les jours de grand vent et on ne la permettra qu'à une distance déterminée du port.

L'assainissement des rues dépend aussi de l'exactitude et du zèle que mettent à remplir leurs fonctions certains employés de la police sanitaire. Ils seront l'objet d'une surveillance active.

Les immondices, les fumiers, les substances végétales ou animales en putréfaction dans les rues, devront être enlevées plusieurs fois le jour, les culs-de-sacs, les impasses, seront l'objet d'une attention spéciale; on empêchera les habitants d'y venir déposer leurs ordures au moins pendant le temps de l'épidémie, si on ne pouvait l'empêcher plus tard.

Le service des voitures à barrique, reste d'une civilisation incomplète et arriérée, laisse beaucoup à désirer; il serait bon que l'on pût engager efficacement, forcer même les propriétaires à établir dans leurs maisons le système des tinettes inodores ; mais ce n'est émettre là qu'un vœu stérile ; il faut donc trouver le moyen de diminuer autant que possible les inconvénients de ce système dit de salubrité ; à cet effet :

Le service devra être fait avec la plus scrupuleuse exactitude et pour en pallier les défauts nombreux, votre Commission engage l'Administration à faire usage de la poudre désinfectante, appelée *Noir de Coudoux* ; à défaut du Noir de Coudoux, toute autre poudre de charbon, la suie même seraient employée avec avantage : cet usage pourrait être dans la suite définitivement adopté, on établirait un compartiment *ad hoc*, en avant ou en arrière de la voiture, et après une certaine quantité de matières fécales déversées dans la barrique, l'employé y projetterait quelques poignées de cette poudre désinfectante.

Il est des quartiers cependant où ce système de salubrité quelque imparfait qu'il soit, ne peut encore aborder, et les habitants sont forcés de déposer sur la voie publique leurs immondices, qui y séjournent souvent indéfiniment.

Le Conseil de salubrité conseillerait à l'Autorité Municipale d'établir, dans ces rues étroites et tortueuses, un service analogue à celui qui existe dans les autres quartiers ; des tonneaux ou barriques seraient portés à bras d'homme ou à dos de cheval, passeraient régulièrement et plusieurs fois le jour, pour recevoir les immondices des habitants ; ces barriques ou tonneaux seraient désinfectés par les moyens précédemment indiqués.

La Commission a préféré, comme désinfectant, le noir de Coudoux au chlorure de chaux, pour deux raisons : cette dernière substance est, il est vrai, plus active, mais le prix en est de beaucoup plus élevé, et respirée de trop près et trop fréquemment elle n'est pas innocente ; dès lors, les personnes appelées à l'employer, pourraient en être fatiguées.

L'Autorité devra veiller attentivement à ce que les fontaines publiques soient constamment et suffisamment alimentées.

L'arrosement qui aide singulièrement le balayage sera fait une, deux ou trois fois par jour, suivant la disposition plus ou moins salubre des rues ; les vieux quartiers seront arrosés fréquemment et abondamment , le lavage à grande eau favorisant l'écoulement des immondices, des eaux ménagères et autres matières malsaines.

Il serait fort important que les balayeurs publics ne procédassent au nettoyement des ruisseaux qu'accompagnés d'un tonneau d'arrosage dont l'eau entraînerait les matières soulevées ; cette opération, sans cela, devient plus nuisible qu'utile. La Commission a même pensé qu'il serait préférable que ce nettoyement eût lieu la nuit de dix heures du soir à six heures du matin , et que les boues ou autres substances végétales ou animales fussent enlevées au lieu d'être étalées sur le sol comme cela se fait ordinairement ; elle désirerait aussi que le nettoyement des égouts , des tuyaux de conduites pour les eaux pluviales ou autres placés sous les trottoirs, fût fait plus souvent, leur engorgement donnant lieu à des exhalaisons malsaines.

Les fuites de gaz devront être surveillées avec plus de soin encore : malgré l'intérêt que doivent avoir les compagnies à les faire cesser au plus tôt , l'odeur fétide que l'on perçoit dans certaines rues , prouvent souvent que ce service n'est pas fait avec toute l'activité désirable.

Enfin l'autorité sanitaire devra engager les habitants des quartiers populeux à se surveiller mutuellement et à contribuer chacun pour sa part à la propreté des rues , surtout lorsqu'elles sont étroites, obscures ou privées d'une eau courante continue.

§ 2me Assainissement des Halles et Marchés.

La propreté des Halles et des Marchés est un point de la plus haute importance, les résidus des substances animales et végétales devront être exactement et promptement enlevés.

Le nettoyement des cours des marchands de volailles , tels qu'il en existe au marché des Capucins, rue du Petit St.-Jean etc. sera l'objet d'une attention particulière.

Les tables en bois des halles au poisson ainsi que le sol devront être lavés souvent et à grande eau; votre Commission a jugé nuisible et peu salubre l'odeur forte et fétide qui entoure comme

*

une atmosphère les halles aux poissons ; elle a émis un vœu qui ne pourrait avoir sa réalisation dans le moment présent, mais que l'Administration pourrait prendre en considération et peut-être adopter dans la suite.

Cette odeur est due en grande partie à l'usage des énormes tables en bois, dont se servent les femmes de la halle ; la Commission proposerait d'y substituer des tables en pierres, comme il en existe à Paris, au marché Saint-Germain en particulier ; la pierre se lave, se nettoye plus facilement, plus complétement, et ne conserve pas cette odeur infecte dont le bois se trouve imprégné ; l'objection du couteau qui s'émousserait en coupant le poisson sur la pierre, n'en est pas une ; un billot sur lequel le poisson serait divisé, applanirait la difficulté. Les caves affectées au dépôt de la marée seront plus attentivement, plus rigoureusement visitées.

Enfin les agents de l'Autorité s'assureront que les poissons, volailles, gibier, viandes fraîches et salées, fruits, légumes, herbages, exposés en vente aux halles et marchés, ou colportés dans la ville, sont de qualités bonnes et saines ; la vente de toutes les denrées qui seraient reconnues nuisibles ou dangereuses, sera plus sévèrement interdite : la Commission n'ignore pas que, depuis quelques jours surtout, cette surveillance est plus active, mais elle a pensé que, dans les circonstances actuelles, les mesures ne pourraient être trop sévères pour empêcher la vente du fruit vert, trop mûr et gâté ; il serait peut-être bon à cet effet de nommer une Commission extraordinaire, composée d'hommes experts, qui, aidés des agents de police, exercerait une surveillance plus efficace et plus juste sur toutes les substances apportées aux halles, marchés, etc., et ferait observer plus rigoureusement encore l'exécution des règlements existants.

ARTICLE DEUXIÈME.

Assainissement des Habitations privées et Lieux publics.

D'après l'opinion généralement adoptée et des observations nombreuses, la propreté des maisons est, pour l'homme, une condition nécessaire à l'entretien de la santé. Des cas nombreux attestent que l'épidémie a fait souvent des ravages dans les lieux infects ; on devra donc engager vivement les propriétaires, par motif d'humanité surtout, à faire blanchir au lait de chaux, l'extérieur et l'intérieur des maisons dont les murs seraient sales ou recouverts d'une matière brune, matière composée en partie de substances animales ; mais en retour on ne peut imposer aux propriétaires une telle charge, sans obliger les locataires, par des règlements de police spéciaux, à tenir la maison dans un état de propreté convenable.

Les hôtels, les garnis, les maisons publiques seraient surtout l'objet d'une surveillance extrême, et la police, pouvant avoir ici une action directe, arriverait plus facilement aux fins désirées.

Les chèvreries, les vacheries, les écuries à chevaux devront être beaucoup plus souvent nettoyées qu'en temps ordinaire ; on devrait exiger que les murs de ces divers locaux, fussent lavés deux fois la semaine avec une solution de chlorure de chaux.

Les prisons seront soumises au même mode d'assainissement que les habitations privées ; l'agglomération d'individus qui se trouvent, pour la plupart, dans des conditions morales et hygiéniques mauvaises, devra exciter l'attention des directeurs et administrateurs ; il en sera de même pour certains autres établissements ou lieux de réunion, tels que casernes, écoles, etc....

Une surveillance incessante spéciale sera exercée sur certains établissements réputés insalubres, tels que : hôpitaux, fabriques de savonneries, tanneries, abattoirs, cimetières, chantiers d'équarissage ; on emploiera dans ces lieux les désinfectants ordinaires, et l'on favorisera surtout le large accès d'un air pur et sa rénovation.

Les latrines publiques seront lavées et appropriées au moins une fois par jour, avec de l'eau légèrement chlorurée ; on fera clôturer celles dont l'insalubrité flagrante est irrémédiable à défaut d'écoulement fixe, ou d'autres moyens propres à en garantir l'innocuité.

ARTICLE TROISIÈME.

Dans cet article nous avons à nous occuper, dans un premier paragraphe, de la surveillance des substances alimentaires et des boissons; dans un second, nous aurons à déterminer dans quelle proportion et comment se feront les distributions des secours.

§ 1ᵉʳ De la surveillance des Substances Alimentaires et des Boissons.

La surveillance active que l'autorité devra exercer sur les substances alimentaires comprend leur qualité et leur quantité ; dans un précédent article, à propos des Halles et Marchés, nous avons indiqué les mesures à prendre pour empêcher la vente des denrées de mauvaise qualité ; il nous reste à vous indiquer quelques mesures qui seront le complément de ce que nous avons dit plus haut.

L'approvisionnement suffisant de la cité en grains et farines de bonne qualité devra éveiller la sollicitude de l'autorité municipale ; une fois cet approvisionnement assuré, elle devra veiller en second lieu à ce que les bras ne lui manquent pas pour faire le pain ; nous ne saurions trop engager l'autorité à prendre une décision qui atteignît complétement son but en 1835 ; quelques boulangers, effrayés par les ravages du fléau, voulaient quitter la ville, l'embarras aurait pu être fort grand, on y obvia en menaçant de faire fermer le four de tout boulanger qui déserterait le poste. A cette époque, l'approvisionnement de la viande devint aussi fort difficile : le choléra avait envahi la ville d'Aix, le marché aux bestiaux ne se tenait plus, on prit alors des arrangements avec les principaux Bouchers de Marseille, pour qu'il se portassent au-devant des bestiaux jusqu'à Saint-Chamas et même plus loin s'il eût été nécessaire, sauf à leur accorder un dédommagement proportionné à leur déplacement ; les mêmes arrangements pourraient être pris cette année, si, par malheur, les circonstances devenaient aussi difficiles.

Quant à la viande, elle sera soumise, comme nous l'avons déjà dit, à une sévère inspection ; la Commission a pensé pouvoir émettre une proposition qui pour le moment ne pourrait avoir de réalisation immédiate, mais qui pourrait être prise en considération et mise à exécution plus tard : la conservation de la viande, dans nos pays surtout, offre une grande difficulté à cause des chaleurs brûlantes qu'il y fait : il existe à Paris un usage que la Commission désirerait voir établir à Marseille. Les bouchers sont tenus d'avoir, au lieu de portes ordinaires pleines, des grilles en fer qui ferment leur magasin la nuit ; l'air y circulant librement, favorise la conservation des viandes, et rend le local parfaitement sain.

Les cabaretiers, les revendeurs de vin, seront attentivement surveillés. Les vins aigres sophistiqués, acides, amers, seront impitoyablement saisis par la police ; les falsifications qui n'ont quelquefois aucun inconvénient, si ce n'est qu'elles profitent aux falsificateurs, ont souvent d'autres conséquences extrêmement fâcheuses ; les dangers peuvent être d'autant plus grands, que les falsificateurs ignorent la plûpart du temps les propriétés des substances qu'ils emploient : quoi qu'il en soit en tout temps la falsification devrait être punie ; la fraude, fût-elle sans danger, il y a toujours dol.

L'eau qui est nécessaire à l'existence de l'homme, doit, en cas d'épidémie, être le sujet d'un examen sérieux, de la part du Conseil de salubrité. M. le Préfet y a pourvu, et l'analyse des eaux de l'Huveaune ayant été confiée à une Commission spéciale, nous n'avons pas à nous en occuper ici.

Cependant nous devons dire que les eaux d'une fontaine, d'un puits communs, étant la propriété de tous les habitants, chacun a le droit d'en faire usage, mais de manière à ne pas être nuisible aux autres ; c'est aux agents de l'autorité municipale à veiller sur cette propriété ; ils doivent user dans ce but de leur influence morale, et de tous les moyens que leur offrent les lois.

Nous ne saurions trop recommander à la police sanitaire, en tout temps, mais surtout à cette époque, de faire examiner par des hommes spéciaux, les vases en cuivre qui, dans les hôtels, les maisons meublées, servent à préparer les aliments ; s'ils n'étaient en bon état, des accidents graves pourraient en résulter ; en déterminant des troubles sérieux dans l'économie animale, ils disposeraient les individus déjà affaiblis, à subir les chances fâcheuses de l'épidémie.

§ 2ᵐᵉ. Distribution de Secours.

Dans le commencement de ce rapport, nous avons dit quelques mots de la misère déjà bien grande de l'ouvrier en temps ordinaire, misère qui s'accroît et l'accable dans les circonstances difficiles, dans les malheurs publics ; si, ce qu'à Dieu ne plaise, le cruel fléau venait, comme en 1834 et 1835, décimer notre malheureuse cité, nous verrions encore le peuple pauvre ployer sous le faix du malheur, nous l'y verrions succomber même si l'Autorité ne prenait à l'avance des mesures efficaces pour l'encourager et le soutenir ; c'est dans ce but qu'elle nous a réunis, car c'est surtout pour l'ouvrier, pour le peuple indigent, comme nous l'avons déjà dit, que votre Commission a été instituée et a pressé ses travaux ; et maintenant si nous regardions notre tâche remplie, qu'aurions nous fait ? nous nous serions montrés plus cruels qu'humains ; en effet, le résultat inévitable de toutes les mesures conseillées plus haut est d'augmenter le prix des substances alimentaires, elles deviennent ainsi au dessus de la portée du pauvre qui doit pourtant se nourrir ! il a recours alors, malgré tous les avis, tous les ordres donnés, aux aliments, aux fruits insalubres et gâtés qu'il obtient à vil prix, souvent pour rien et il s'expose ainsi aux atteintes du fléau ; nous aurions donc atteint un but contraire à celui que nous désirons, si nous ne pressions vivement l'Autorité de faire tous les sacrifices possibles pour avoir des secours abondants de toute nature à fournir aux classes malheureuses.

Dans les années de 1834 1835, la Municipalité d'alors distribua des secours, consistant en bons de pain, viande, soupes etc. ; votre Commission a pensé que ces bons donnant lieu à un trafic blâmable, il était de beaucoup préférable de donner des secours en nature, ces secours atteignant plus directement leur but ; ils consisteraient en pain, viande, légumes secs, etc., etc. Les distributions en seraient faites dans un certain nombre de quartiers par les soins de commissions instituées à cet effet, et sur la présentation d'un certificat d'indigence délivré par le commissaire de police du quartier.

Quant aux distributions de soupes, la majorité de la Commission ne pourrait que les encourager, si elle ne s'était aperçue dans ces derniers temps, que le pauvre allait souvent la prendre avec répugnance, et que beaucoup par fausse honte n'allaient jamais aux distributions ; je dois dire à cela qu'il n'est pas à ma connaissance, que les soupes faites en assez grande abondance à la Société de bienfaisance n'aient pas eu leur emploi ; c'est là un point qui réclame toute l'attention du Conseil.

La Commission ne s'est pas dissimulé les inconvénients, les difficultés de ces distributions de secours en nature, mais elle a cru reconnaître que le premier mode de distribution était encore plus vicieux que le second.

Avant de passer à la seconde partie de ce rapport, nous devons éveiller la sollicitude de la police sanitaire sur l'hygiène et les conditions de salubrité de la banlieue.

Tout ce qui doit servir d'engrais : les débris des animaux, les matières fécales, les urines, les fumiers de toutes sortes qui avoisinent les habitations, seront au plus tôt enlevés, répandus sur les terres éloignées des villages, hameaux, lieux habités, ou ce qui serait préférable, enterrés profondément toujours loin des habitations ; ces produits extraits plus tard n'auraient rien perdu de leur efficacité et resteraient d'excellents engrais.

Les étables à porcs seraient éloignées aussi des lieux habités et désinfectées au chlorure de chaux.

L'air peut être encore vicié par le mauvais état des ruisseaux, par les eaux stagnantes qui forment souvent des cloaques infects, on devra donc favoriser l'écoulement des eaux pluviales, ménagères ou autres. Votre Commission exprime le vœu qu'à cet effet l'administration surveille attentivement les cours du Jarret, de l'Huveaune, du ruisseau des Aygalades surtout, dont les émanations peuvent être projetées sur la ville quand le mistral vient à souffler ; la possibilité d'y faire déverser les eaux du Canal rendra cette tâche facile.

C'est par l'observation, que l'on parvient souvent à connaître les causes premières des maladies graves, des épidémies désastreuses ; l'antiquité nous en fournit deux exemples que je me plais à retracer ici :

Tous les automnes une maladie épidémique décimait Agrigente ; Empédocle, célèbre médecin de cette époque, s'aperçut que des vents réguliers passant sur des marais infects, revenaient chaque année à la même époque et soufflaient sur la ville, en traversant un étroit vallon ; ce grand homme fit combler le vallon, et la ville fut à jamais préservée du fléau qui la dévastait.

Dans la même ville, un ruisseau qui coulait sur une vase impure, entretenait sur ses bords des maladies épidémiques qui dévoraient la population, l'aspect hâve et défait des malheureux habitants de ces bords attira l'attention et la pitié du philosophe ; il fit venir dans le lit de ce ruisseau les eaux limpides d'une rivière rapide qui coulait non loin de là, et les maladies qui désolaient ces rives disparurent pour toujours.

Un grand homme l'a dit, avec raison : l'observation c'est le génie !

CHAPITRE II.

—

Moyens Curatifs,
Ou mesures à prendre dans le cas d'une invasion sérieuse.

Votre Commission a été instruite des mesures prises, déjà depuis plusieurs jours par l'Autorité, pour parer aux éventualités et pour porter des secours opportuns, si le fléau venait à faire de nouveaux progrès ; aussi cette seconde partie du rapport sera-t-elle fort courte, les détails qu'elle comporterait rentrant

presque tous dans les attributions de l'Administration municipale ; nous devons cependant émettre l'idée de quelques mesures
qui pourraient modifier heureusement les dispositions prises
en 1835.

Votre Commission engage vivement l'Autorité à rétablir
promptement les bureaux qui avaient été institués à cette époque,
et qui rendirent alors de si grands services à la ville et à la
banlieue.

De chaque bureau dépendrait une ambulance munie de tout le
matériel nécessaire pour recevoir un certain nombre de malades
et porter des secours gratuits à domicile aux personnes qui se
refuseraient à être portées aux ambulances ; ces personnes devraient, dans ce cas, présenter un certificat d'indigence délivré
par le commissaire de police, sinon ces secours ne pourraient
être gratuits pour elles.

Sans entrer dans le détail des substances dont chaque ambulance devrait être pourvue, ce qui ne doit pas entrer dans notre
cadre, nous presserons l'Administration de chercher quelques moyens pour se procurer de la glace qui manque, on
peut dire, presque entièrement ; peut-être trouverait-elle en
Corse ce qui lui manque ici, et pourrait-elle s'approvisionner au
moyen de paquebots envoyés à cet effet.

Si le choléra venait à faire de nombreuses victimes dans notre
ville, il importerait de conserver aux hôpitaux ordinaires leur
destination habituelle et de n'y point admettre de cholériques ;
des hôpitaux temporaires devraient être bien organisés, réunis-
sant toutes les conditions nécessaires au traitement, à la guérison de cholériques. Il vaudrait mieux multiplier ces hôpitaux
temporaires que d'en restreindre le nombre en donnant à chacun
d'eux une trop grande étendue ; l'air des vastes hôpitaux dont
les salles contiennent beaucoup de malades est le premier obs-
tacle à la guérison ; l'Hôtel-Dieu de Marseille, sous ce rapport,
même pour les maladies ordinaires et les opérés surtout, en est
un déplorable exemple.

Cette organisation nouvelle pourrait cependant effrayer la
population et offrir des difficultés sérieuses ; il serait dès lors

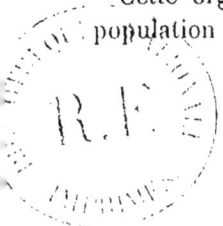

urgent que les cholériques fussent admis à l'Hôtel-Dieu dans une salle qui leur serait exclusivement destinée, elle devrait être parfaitement ventilée et munie d'un nombre d'infirmiers suffisant.

Les individus atteints par le fléau et placés aujourd'hui au milieu des autres malades attristent et effrayent toute une salle; les voisins de lit surtout; ces malades ordinaires affaiblis par des affections antérieures ou quelquefois même atteints d'une dyssenterie qui n'est que le prodrôme du choléra, se trouvent dans des conditions fâcheuses et plus disposés à subir sa funeste influence.

Il sera nécessaire de faire laver, blanchir et désinfecter la literie, le linge, les vêtements qui auront été à l'usage des cholériques.

Dans leur lettre à Monsieur le Maire de Marseille en 1832, les membres de la Commission envoyés à Paris pour étudier le choléra, et parmi lesquels se trouvait notre savant et honorable vice-président, écrivaient :

« Le mal ne saurait être combattu avec avantage sans les deux « conditions suivantes :

« 1° Promptitude dans l'administration des premiers secours ;

« 2° Surveillance attentive pendant la convalescence.

« La première condition sera obtenue par l'organisation ré- « gulière et complète des bureaux, commissions et ambulances.

« La seconde par la formation de deux ou trois grands éta- « blissements propres à recevoir les malades lors de leur conva- « lescence ; les rechutes après le choléra enlèvent presque autant « de sujets que la maladie elle-même ; or, on ne peut répondre « de la prudence des malades après qu'ils ont été soustraits au « premier danger, et l'administration n'aurait rempli qu'une « moitié de ses devoirs si sa sollicitude ne les accompagnait pas « après que l'art a fait ce qui était le plus pressé ; les ambulances « ne sauraient suffire pour amener les malades à guérison « complète, car ces établissements doivent n'agir que dans un « cercle très-étroit pour être promptement efficaces, et doivent « être toujours prêts à recevoir les cas les plus pressés, si les « circonstances l'exigent. »

Votre Commission s'associe pleinement à ce vœu, et engage vivement l'Autorité à rechercher quelques établissements propres à recevoir les malades lors de leur convalescence.

La recherche de tous ces divers locaux devra se faire avec diligence, mais aussi avec beaucoup de circonspection et de prudence, pour ne pas effrayer la population.

Il serait important que chaque décès cholérique fût régulièrement déclaré avec indication précise, autant que possible, de l'âge, du sexe, de la profession, et même des conditions hygiéniques dans lesquelles se trouvait la victime. Une exactitude consciencieuse et sévère dans ces déclarations, pourra seule donner les bases d'une statistique fidèle et fructueuse.

Les corps des individus qui auront succombé à la maladie, après avoir été arrosés avec une solution de chlorure de chaux, seront enlevés dès que le décès aura été constaté, pour être immédiatement transportés dans des voitures bien couvertes, aux endroits destinés à leur inhumation, pendant la nuit, avant ou après le coucher du soleil, sans bruit, sans sonneries de cloches, sans pompe religieuse.

Ces corps ne seront point admis dans l'intérieur de l'église ; ils pourront seulement être présentés en dehors de la porte extérieure, la santé du peuple qui vient assister aux cérémonies religieuses l'exige.

Lors de l'invasion du choléra en **1835**, l'Administration des Inhumations fut complétement en défaut, la Municipalité se trouva dans le plus grand embarras ; pour éviter une pareille faute et quoique nous sachions que l'Autorité a déjà fait avertir l'administration des Inhumations, aujourd'hui organisée sur de meilleures bases, de se tenir prête à toute éventualité, nous conseillerons d'ouvrir une tranchée extraordinaire d'un mètre et demi de profondeur dans le Cimetière de la ville, d'assurer à ce local un approvisionnement de chaux vive, légèrement broyée, qui serait étendue sur les cadavres pour en absorber les exhalaisons.

Des arrangements devront être pris pour que le nombre des personnes employées aux inhumations suffisant jusqu'à ce jour, puisse être augmenté si la mortalité devenait plus considérable.

Voilà, Messieurs, le résultat des délibérations de votre Commission. Le cadre de notre travail était immense, nous n'avons pas la prétention de l'avoir complétement rempli ; bien des points nous ont échappé, bien d'autres ont été imparfaitement exposés, mais nous avons cru avoir effleuré les questions principales ; le temps était fort limité, le sujet sérieux et vaste, les circonstances pressantes ; votre indulgence nous tiendra compte de ces difficultés.

Maintenant, Messieurs, pour prendre toutes les précautions que nous avons cru devoir signaler, il faut des fonds, des fonds abondants et nous savons les finances de la ville obérées ; que faire ? Votre Commission ne peut cependant qu'engager vivement l'Administration Municipale à chercher, à créer de nouvelles ressources ; la population de notre belle cité est peut-être menacée de cruels malheurs, tout doit céder devant une aussi terrible prévision, et le cas échéant il faudrait, par tous les moyens possibles, venir en aide à la misère, à la douleur, aux souffrances du pauvre.

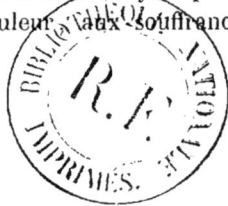

Marseille. — Typ. Barlatier-Feissat et Demonchy, Canebière, 19.

www.ingramcontent.com/pod-product-compliance
Lightning Source LLC
Chambersburg PA
CBHW060505200326
41520CB00017B/4917